*Amor a sí Mismo
al Atardecer*

Georgina Greco

Amor a sí mismo al Atardecer

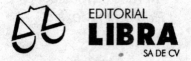

EDITORIAL
LIBRA
SA DE CV

www.editorialscorpio.com.mx

Idea original y temas del contenido: Georgina Greco
Colaboración pagada y remunerada: G.G.H.

ISBN: 9706061185

Décimo Novena Edición: Enero 2005

Impreso en México
Printed in Mexico

ÍNDICE

CAPÍTULO I
...Y TÚ QUE TE CREÍAS..7

CAPÍTULO II
"AL FIN...SOLOS"...11

CAPÍTULO III
O LOS DINOSAURIOS COMENZAMOS
A DESFILAR...17

CAPÍTULO IV
EL TONTO ES GENIAL HASTA QUE ABRE LA BOCA
(O LA TENDENCIA AL BLA, BLA, BLA).......................33

CAPÍTULO V
LOS HIJOS SE FUERON . . . PERO NO CREAS
QUE EL NIDO QUEDÓ VACÍO.................................41

CAPÍTULO VI
LA SUEGRAS - LOS YERNOS - LAS NUERAS................55

CAPÍTULO VII
LA HERENCIA Y EL TESTAMENTO................................61

CAPÍTULO VIII
LA MUJER SOLA................................69

CAPÍTULO IX
NO TE ME AFODONGUES COMADRE................................75

CAPÍTULO X
LA MUERTE A PARTIR
DEL CINCUENTENARIO................................81

CAPÍTULO XI
¿LA MUERTE? ¡ME PELA LOS DIENTES!................................89

CAPÍTULO XII
¿QUÉ TE VUELVES A CASAR?................................97

CAPÍTULO XIII
TADENST, SATIS LAUDANT. (TERENCIO)
TU SILENCIO ES UN BELLO ELOGIO A TU
SABIDURÍA................................113

EPÍLOGO................................125

CAPÍTULO I

...Y TÚ QUE TE CREÍAS...

La mera verdad... SÍ.

¿Y tú, amiga? Yo sé que también, porque te sobraban razones para sentirte reina de todo el mundo: Joven, con tu futuro, ágil, alegre, bonita o quizás muy hermosa.

Y poco a poco, la guerra comienza:

Tus rodillas se niegan a sostenerse adecuadamente, truenan, rechinan y casi cantan ópera.

Ya no puedes subir la escalera de dos en dos escalones. Si te acuclillas, comienzas a aventar zarpazos para sostenerte de algún mueble y levantarte ...

Todo va apareciendo traidoramente y no te das cuenta o no prestas atención. Cuando las imposibilidades aumentan, recurres al médico porque "no es natural a mi edad".

Finalmente, ¡CATARSIS!: Algo dispara **La Verdad:** *Puede ser el encuentro con una antigua compañera de escuela a la que no habías visto en años y en cuya carita ves reflejada . . . ¡tu edad!*

O aquel galán de cine que un día te hizo babear y que hace su "regreso triunfal" a la pantalla grande y ¡Ah, jijos! ¿Es una caricatura de aquel hombre perfecto? No, fíjate que no: Es el mismo hombre "perfecto" pero cuarenta años después . . . como tú.

Permíteme, amiga mía, porque te conozco hace veinte años en que me hiciste el honor de

leer "Amor a sí Mismo", acompañarte a la iden-
tificación, al encuentro de tu **BELLEZA NUEVA,
DE LOS DONES DIFERENTES QUE TE
HACEN DIGNA DE SER MÁS AMADA
QUE CUANDO TENÍAS TREINTA Y DOS
O CUARENTA AÑOS.** Hemos avanzado juntas muchos años (yo, pensando en si alguna
vez recordarías aquel libro por el cual me lla-
maste por teléfono a La Editorial para darme la alegría de decirme que lo habías disfru-
tado) (Tú, quizás saboreando que te sirvió para
acabar de descubrir que **ERES UNA MA-
RAVILLA**).

¿Crees que se acabó tu vida?

Te tengo buenas noticias: **NO**. Apenas comienza una de las partes más bellas, porque así
como el amanecer te alegra los ojos, la puesta
del sol es también muy hermosa y es el *preludio
de la aparición de las estrellas.*

Te invito a que comencemos a retroceder
juntas hacia lo que nos ha pasado en los últi-
mos veinte o veinticinco años: La menopausia,

el Síndrome del Nido Vacío, el ingreso de "extraños" (hijos políticos) a la familia, a veces las discusiones con ellos; tal vez un divorcio, o la muerte de aquel hombre amado con el que estabas segura que terminarías La Vida y se te adelantó. A veces, la horrenda comprensión tardía de que, mientras tú te ocupabas de los hijos y de la casa, tu marido construyó una vida paralela y ya no los une prácticamente nada excepto la costumbre, los recuerdos... y la comodidad.

Dame la mano por si yo vacilo. Dame la mano por si tú tropiezas, y vamos juntas hacia el más bello atardecer de La Vida. Pero antes, aprovechando la confianza que espero haberme ganado si leíste mi primer libro, escúchame y cree lo que te digo:

HAY MÚLTIPLES MOTIVOS PARA QUE SIGAS SIENDO ... LA REINA DEL MUNDO.

Tu vieja amiga:
Georgina Greco

CAPÍTULO II

"AL FIN . . . SOLOS"

En la sala de la casa de mis abuelitos, me cautivaba una litografía antigua: Una pareja muy hermosa, ella en traje de novia y él, elegantísimo, vestido de ceremonia. Alrededor, se veía una silla volcada y el tocado de la muchacha sobre un sillón circular. Abajo, en francés, había una leyenda *"En fin seuls"*. Alguien me explicó que significaba **"AL FIN . . . SOLOS"**. La pareja se abrazaba con mucho amor.

Cuando te casas, disfrutas intensamente la ceremonia y las felicitaciones, pero más aún cuando la gente te deja abrazar a tu esposo . . .

¿Y el otro encuentro? En donde tú y tu esposo vuelven a estar "**AL FIN ... SOLOS**". Ya se marchó el último de los hijos, se casó o se fue a estudiar al extranjero. La vida se les fue como las semanas, como agüita, y los chiquillos se convirtieron en adultos y se marcharon.

Tu pasaste la vida en la cocina, yendo por los niños a la escuela. Él, trabajando más para cubrir las necesidades crecientes de la familia, regresando agotado por las noches.

¿Y su relación? ¿Y su vida? Se abandonaron mutuamente siguiendo en "compañía" ¿Ahora descubres que la pasión se apagó en la monotonía?

¿No había tiempo para sentarse, tomados de las manos y luego, para hablar de los sueños cumplidos y abrazarse un buen rato para consolarse de los imposibles?

¿Se la pasaron correteando al futuro y perdieron **SU PRESENTE**, mientras cada uno de ustedes crecía y maduraba a su modo, en sentidos distintos y a velocidades diferentes? ¡No me digas, amiga, que acabaron como dos desconocidos, juntos en la misma casa pero englobado cada uno en su soledad . . . !

LA VERDAD ES QUE EMPEZARON SOLOS Y TERMINARÁN SOLOS . . . y si en el camino olvidaron tomarse de la mano e ir describiendo la vida tomando turnos con la misma pluma, tendrás que luchar como cuando lo conquistaste, amiga. Vas a tener que recordar que amar es perdonar, entender, sentir interés, recordar juntos y planear unidos.

Espero que no se hayan conceptuado como dos equipos: **Tú**, la casa y los niños.

Él: Trabajo y problemas en la calle . . . Y asi, se dividieron las tareas. Pero también se dividieron entre ustedes porque todo el interés, el tiempo, el amor . . . era para los hijos. Olvidaron que **LA PAREJA ES PRIMERO, AL PRINCIPIO Y AL FINAL** . . . y que como una planta, necesita cariño y algo de tiempo . . .

Tú esposo es el único "TUYO" y los hijos, ya sabes que van de paso aunque cuando son pequeños parecería que jamás van a bastarse a sí mismos . . . y podría pensarse que necesitan a mami a cada instante. Él también te necesita . . . la única diferencia, es que **NO LLORA, NO SUPLICA TU COMPAÑÍA Y NO TE PIDE QUE LE CUENTES UN CUENTO** . . . Él no pide nada . . . y da todo. Tú, por lo menos, estás rodeada de amor todo el día, de los besos de los chiquitos, pero ¿él?

A él, no lo besa su jefe ni su secretaria le aprieta la mano en momentos difíciles para darle valor. Él es la criatura más desvalida que está cerca de ti y **LA ÚNICA QUE TRABAJA POR TI, QUE SE DEJARÍA MA-**

TAR POR TI, POR TUS HIJOS... Y sólo cuenta con tu afecto, tu interés y el cariño suave de tus manos en sus hombros fatigados.

Y si no es así, y tú te sumerges en los niños y el trabajo de la casa, irás construyendo una muralla entre los dos. ¿Para qué nos hacemos las turistas, comadre? **ES LA MUJER QUIEN PILOTEA EL MATRIMONIO, QUIEN ALEJA AL MARIDO O LO PRENDE PARA SIEMPRE DE SU FALDA.** Si él lo tiene todo en casa (sexo, atención, limpieza, enorme interés por lo suyo...) *no lo busca afuera.*

Somos nosotras las que lo lanzamos a la calle, a quedarse otro rato con los amigos que no tienen "que bañar al niño" o que "hacerle la trenza a la niña", y en la mayoría de los casos, con una mujer que **SÍ ESTÁ DISPUESTA A DEDICARSE A ÉL ¿y cómo podemos quejarnos de que tengan un "segundo frente"?**

Si tú te programaste con inteligencia para recibirlo con toda tu atención y tu tiempo, por-

que ya los nenes estaban en la cama, baña-
ditos y tranquilos . . . Le darás la bienvenida
al **"AL FIN . . . SOLOS"** . . .

Si no es así, amiga . . . ¡No chilles que
no eres la víctima, sino la verdugo! Emplea
todo tu talento, tu amor y tu energía en recap-
turarlo. Él te necesita y tú a él.

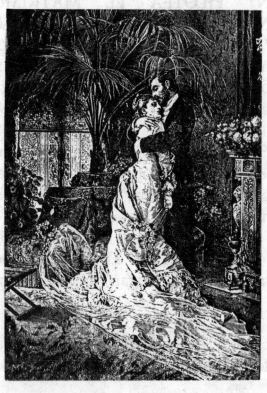

CAPÍTULO III

O LOS DINOSAURIOS COMENZAMOS A DESFILAR

"No te angusties: De todos modos no vas a salir adelante de este planeta".

Cuando tienes más de cincuenta años y te avisan que vayas a despedir a tu colega o a tu amiga en Gayosso de Félix Cuevas, la primera reacción es la misma:

-¿Queeeé? ¿Cuándo murio?

-Ayer en la noche . . .

-¡Santo Dios! ¿Pero qué le paso?

La causa no viene al caso: Infarto, Aneurisma, Derrame Cerebral, Pulmonía . . .

-Pues creo que fue un paro cardiaco -nos dice la secretaria o la prima lejana de la amiga. ("¡Sí, so bruta, ¡A toda la gente se le detiene el corazón cuando se muere!")

-¿Pero qué le paso? ¡Jamás estuvo en cama! ¡Ni una vez en toda su vida! ¿Qué sucedió?

-La prima o la secretaria piensa lo que es natural pensar: "¡Vieja metiche y morbosa! ¿A qué hora voy a acabar de avisarles a todos si cada uno me pregunta? Pero se "arma de paciencia".

-La verdad, no estoy muy enterada. El cuerpo llega a las ocho y se sepulta mañana en el Panteón tal y tal . . . Ah, no se reciben ofrendas florales.

-Gracias; ahí estaré.

Y te quedas quietecita, en tu oficina, en la recámara, en la cocina . . . dondequiera que te haya caído la noticia . . .

"¡Ah jijos! Pero si era un año más joven que yo . . . o diez o quince".

Te mueres por saber "qué le paso" porque, muy en el fondo, quisieras protegerte. "Más vale prevenir que lamentar", ¿no?

¿Infarto? Hay que ir al cardiólogo para un chequeo . . . Bajar de peso. Dejar de fumar, hacer ejercicio, eliminar el estrés.

¿Pulmonía? Sí, seguro un enfriamiento descuidado. Se debe haber recetado solito, hizo un coctel de antibióticos y le falló.

¿Derrame cerebral? ¡Qué suertudo! ¡Se esponjó en en vez de quedarse babeando y con pañal! Pero no estaría de más darme una vueltecita con el Neurólogo... Igual si fue un aneurisma cerebral . . . Ahora recuerdo que hace tres meses Lety murió de eso y era veinte años menor que yo!

La verdad amiga querida, es que "NADIE SALE VIVO DE ESTE MUNDO".

El ejercicio y el deporte

Mientras suspiraba devotamente en el velorio, recordaba a mi colega, hombre caballeroso, fino, impecable como empresario, como padre de familia, como colega . . . y no, no es que me haya sucedido lo que dijo Victor Hugo:

"El mérito es el náufrago del alma: Vivo se hunde . . . pero muerto, flota".

El franchute dijo con palabras muy bellas lo que todos pensamos cuando oímos ponderar los méritos de algún difunto del que nos consta que era malo como la carne de puerco:

"¡Ay, Fulanito! ¿Qué voy hacer sin él? Tan bueno, tan cariñoso, tan, tan, tan . . ."

Y la susodicha ya no se acuerda de cuantas veces dijo:

"¡Viejo desgraciado, hijo de la guayaba! Ya sé, ni creas que soy tonta, ya sé que anda enredado con la güera pintada del nueve! ¡¡Infeliz!! ¡Si a mí, ni con Viagra me cumple! ¡Y luego quiere que a las tres de la mañana que llega, me pare a servirle la cena!"

Pero tal parece que La Muerte SANTIFICA.

No, amiga, para mí, el que fue hijo de la guayaba en vida, sigue siendo hijo de la guayaba en el Valle de Josafat.

De otra manera, cuando fulanito se esponja ES UNO QUIEN SE SIENTE CULPABLE por haberle reclamado sus salvajadas o su falta de responsabilidad, o lo que haya sido. Y de veras, amiga, de veras: No hay veneno más activo que LA CULPA, ni culpa más crónica que la ocasionada por la muerte, ya que no hay ninguna opción para remediarla. De por sí, la Muerte y La Culpa caminan de la mano: Lo que dijimos, lo que no dijimos, lo que hicimos . . . todo, todo es un aguijón de culpa cuando muere una persona . . . aunque sea lejana.

No lo permitas. Que la culpa se te resbale. Si algo hiciste para dañar al difunto de modo intencional, ¡pues ya ni modo! En cuanto te arrepientes Dios te perdona, y puedes subsanar lo hecho con una buena acción, porque lo que es el muerto, ¡ese ya no te la perdona! Y la única fastidiada eres tú . . . inútilmente. No le haces bien ni al muerto ni a ti misma . . . Mejor cuida de los vivos, y sobre todo de ti misma.

Pues regresando a la funeraria, entre suspiro y suspiro, me acuerdo de sus sermones telefónicos, siempre iguales después del consabido "¿Cómo has estado y cómo va el negocio?" y de la respuesta siempre igual: "Bien, fulanito. Muy bien" De ahí, entraba de lleno a la razón de su llamado y luego me dejaba ir la filípica:

-Oye, tocaya, ¿sigues fumando mucho?

-Sí. Y te puedes ahorrar el resto. No hago ejercicio.

-¡Ay tocayita! ¿Vieras que padre es irse a nadar a la hora que sale el sol? ¿Y lo bien que se respira cuando dejas de fumar? Y todos los alimentos saben mejor.

-Mmmm . . . (eso de meterse al agua fría a las seis de la mañana y sacudirse como pescado en anzuelo, no fumar y segurito desayunarse alguna mescolanza naturista . . . No)

-Te nos vas a infartar, tocayita . . . Mira, yo llevo quince años de hacerlo y pienso vivir hasta los cien.

-Mmmm...Gracias tocayito...Yo prefiero vivir cincuenta a mi gusto ... Si me toca de todos modos ya no moriré por alumbramiento, así que ¡venga el infarto!

¡Y el que se infarta es el pobre tocayo!, con todo y su vida higiénica de mojadas tempraneras, las cosas "sanas" y desagradables que comía y su manía de correr sin meta por Los Viveros, como burro maicero.

Acabé sentándome en un silloncito aislado del velatorio. Sí, me dolió su muerte y recordé su vida. Había sido una vida buena.

Siempre sostuvo el romance con su esposa, tuvo hijos y alcanzó a ver a dos nietos que lo enloquecieron de felicidad.

Hizo el bien y consoló al afligido. Fue generoso y noble con sus empleados nobles.

Nunca se le supo ninguna traición, ningún golpe bajo. Santo no era: manejaba un nego-

cio, no una empresa de beneficiencia . . . Pero
había sido un hombre bueno, feliz y cariñoso . . . **Porque se amaba a sí mismo.**

Se iba de viaje cada año como renovando
la luna de miel con su esposa . . . hasta que
nacieron los nietos y comenzó una peregrina-
ción interminable a Disneylandia.

Por encima de mis lentes obscuros, observé a la familia. Sentados alrededor de la madre viuda, todos tomados de las manos, ado-
loridos pero con el rostro sereno.

Fui a despedirme y a besar a aquellos
jóvenes que conocí de niños, a aquella esposa
que siempre fue una dama. Me hizo seña de
que me sentara a su lado y me regaló una
sonrisa breve.

-¿Cómo estás, Georgina?

-Muy apenada -era cierto.

-No te apenes, que a Jorge no le hubiera gustado. Siempre te quiso bien.

-Y yo a él. Por eso me duele.

-Por eso no debe dolerte. Jorge y yo hablamos mucho de la muerte. De la suya, de la mía. Estábamos lejos de ser morbosos, de hacernos un chantaje; la idea era suavizarnos mutuamente la posibilidad de la separación . . . nos queremos mucho. Sí, nos seguimos queriendo aún ahora.

-Ay, Laurita. ¡Qué dolor!

-No. Echaré de menos su contacto físico, pero sé que está conmigo, Georgina. Los dos concluimos que el amor brota de la energía de nuestro cerebro. . . y la energía no desaparece jamás. No me responderá a voces cuando lo llame, pero al corazón me hablará. Tengo que concluir la parte de nuestra tarea que queda pendiente: apoyar a los hijos, amar a los nietos. Jorge estará orgulloso de mi.

-Te admiro, Laurita.

-Gracias, Y porque lo amo y sé que está cerca de mí, no lo haré sufrir con mis lágrimas, ni mis hijos tampoco. Mientras estuvo presente, nos ahorró todas las penas que pudo. Ahora es nuestro turno de no hacerlo sufrir contemplando mudo nuestro dolor. ¿Me crees que sugirió que si él moría primero hiciéramos un velorio a la irlandesa? Con baile, comida y mucho *whisky* . . .

¿A cuántos seres amados y muertos habría yo hecho sufrir con mi chilladera a su muerte? ¿O con mi duelo doloroso en cada aniversario, en cada Navidad?

Aprendí pues y te transmito, amiga, la lección de amor que me dió Laurita. No llores por el que se marcha, que lo alcanzarás pronto y no debes hacerlo sufrir con tu dolor y su imposibilidad para consolarte.

Cuando se me apagó la mortificación, regresé a lo mismo: ¿Cardiólogo? No, fíjate que no. Lo pensé fugazmente, pero no me moví de mi escritorio.

Mi vida ha sido buena . . . como la tuya, agridulce a veces pero buena en general. No quiero irme al otro mundo, pero no temo hacerlo. Lo espero con enorme curiosidad, con la idea de que me recibirá todo un comité de gente querida, con la certeza de que finalmente, veré a Mi Padre.

Te recomiendo que no te estremezcas cuando tus contemporáneos comiencen a desfilar. Que no los llores. Que esperes con ilusión el día de El Reencuentro y, mientras tanto, disfrutes a los que amas y a los que te aman . . . profundamente.

Como último pensamiento, amiga quiero decirte que todos mis colegas sanos y mis amigas que hacían devotas sus ejercicios de yoga, han ido desfilando rumbo al Valle de los Dinosaurios. Los que nadaban, jugaban tenis, corrían diario, y desayunaban granola con *yogurt* . . . Mientras yo me estiraba otra horita en la cama, no me fatigaba y me comía unos huevitos rancheros con frijoles refritos.

Muchos de ellos, abandonaron el cigarrito con sacrificio. Mientras masticaban dulces neuróticamente para quitarse la tentación de fumar, se pegosteaban con parches de nicotina o hacían ricos a los fabricantes de los filtros "mágicos", yo me seguía tronando mis cuatro cajetillas diarias, aborreciendo los caramelos y sin traer la piel pegajosa.

Sus profecías no se cumplieron. Yo viva y ellos no. Pienso seguir VIVIENDO como me dé la gana. Y tú, amiga querida, utiliza tu libre albedrío: Si te gusta el ejercicio, ¡adelante! Hay quien se siente de maravilla brincando y sudando. Si detestas el cigarro o si te angustia ¡Bótalo!

Si el cigarro no te angustia o te enferma, ¡qué caray, comadre, fúmale! Ya sabes lo que te juegas: Cáncer, enfisema, T. de F. (Tos de Fumador. Para mí, es Tos de Felicidad) y todo lo demás que ya te sabes. Pero si lo gozas, hazlo amiga. Ya terminaste con tu obligación fuerte y ahora, TU VIDA ES TU VIDA. ¡Suéltate el pelo! Y deja que tu esposo se lo suelte. Ya no lo molestes con que el puro apesta o con que no deje el periódico tirado en el suelo. Deja que siga frecuentando a sus cuates, que bien te hiciste de la vista gorda cuando estabas "muy ocupada con los niños", enséñale que, si lo desea, en tu casa son bien recibidos.

Prepárales algo sabroso de comer, unas botanitas y déjalos solos en la sala . . . ¡Pobres viejos! ¿Por qué se han de ir a ventilar a la calle o a una cantina? Ya no importa que llenen la casa de humo y dejen sobre la mesa circulitos de refresco, cerveza o ron. . . Procura que tu marido esté más orgulloso que nunca de ti y que sus amigos te admiren y lo envidien.

Recuerda: **AHORA SÍ ERES DUEÑA DE TU VIDA ... Y TU ESPOSO TAMBIÉN: PROCURA QUE LE SEA AGRADABLE** ... y no le amargues la existencia a los hijos casados apareciéndote en su casa sin previa invitación: No cabe duda que te recibirán bien ... al principio. Pero déjalos vivir en paz, comadre. Y no arrastres a tu pobre marido "a ver a los muchachos", ni le calientes la cabeza con el "¿YA LO VES VIEJO? LOS MUCHACHOS YA NI SE ACUERDAN DE NOSOTROS . . . HACE TRES DÍAS QUE PEPITO NO VIENE, O QUE LUISITA NO HABLA, ETCÉTERA. "¿Qué lograrías, posesiva amiga? ¿Contagiarle a tu pobre marido tu frustración y tu amargura? Ten para él palabras de amor, de tolerancia y de paciencia.

Celebren juntos que SU VIDA ES SU VIDA.

Y el hecho de que se vayan los de tu generación, no significa que Dios nos pase lista cronológicamente ni por orden alfabético.

Vive feliz, quiérete mucho, quiere a los demás, y cuando termine la tarde y llegue la noche, te encontrarás lista y satisfecha. No dejarás amarguras ni culpas a los tuyos. Habrás hecho el bien cuando te haya sido posible y evitando el mal hecho a conciencia.

De todos modos, ya no estamos en edad para morir de parto, ¿verdad, comadre?

CAPÍTULO IV

EL TONTO ES GENIAL HASTA QUE ABRE LA BOCA(O LA TENDENCIA AL BLA, BLA, BLA)

"El tonto pasa por sabio . . . hasta que abre la boca"

Por alguna razón misteriosa, a los mayores de cincuenta añitos . . . ¡Nos da por hablar! Es como si sintiéramos la muerte más cerca que cuando teníamos quince años (¡Obvio, chula!) y quisiéramos alcanzar una forma ficticia de inmortalidad dejando huellas, girones de nuestro pasado en la memoria de los demás . . . ¡que bastante tienen con su propio pasado!

Las víctimas comunes son los hijos, ¡y hasta la nueras y los yernos! Los pobres hijos,

que ya conocen la historia de la Tía María,
La Tía Lala y el abuelo Panchito, se la aguan-
tan de nuevo . . . pero corregida y aumentada.
Ahh . . . pero los nietos son terreno virgen
y nos vamos sobre las pobres criaturas tan
pronto como tienen edad para entender. Es
cierto que ellos disfrutan mucho la resurrección
de su propio pasado:

"El día que naciste y cuando tu mami
y tu papi te vieron por primera vez en los
brazos de una enfermera . . ."

"Aquella Navidad en que comenzabas
a caminar y jalaste de la cola a mi perro,
que era un manojo de nervios . . ."

"Y cuando quisiste meter al pobre Michi
de cabeza en el basurero y te arañó la carita . . ."

Eso le resulta atractivo al niño, porque
se refiere a sí mismo, a lo que él no es capaz
de recordar.

Sus raíces de historia personal llamarán su atención al principio, pero la bronca empieza cuando se trata de la biografía y los andares de los miembros de la familia y DE TI MISMA.

¿Y sabes qué es lo más grave? *QUE NOSOTRAS MISMAS NO NOS PERCATAMOS DE QUE NOS HEMOS CONVERTIDO EN UN CATAPLASMA, DE QUE LOS NIETOS COMIENZAN A REHUIRNOS MUY DIPLOMÁTICAMENTE.*

Yo me di cuenta de una manera bastante piadosa. Invité a cenar a mi nieto Daniel, un adolescente muy brillante, y desde que nos tomaron la orden en el restaurante, me destapé con el bla, bla, bla: "Porque fíjate que la Tía Lala era una viejecita muy culta, que tocaba todos los instrumentos. Vivía en un caseron porfiriano por la calle de bla, bla, bla".

No me fijé en los ojos de Daniel hasta que terminó la cena. Brillantes por las lágrimas. ¿De emoción? ¡No, que va! **DE BOSTE-ZOS DE PELÍCANO, CONTENIDOS POR EDUCACIÓN** ¡La expresión lejana, vacía!

-Oye, Dany, ¿qué ya te había platicado de la Tía Lala?

-Sólo tres veces, Nonna.

Le habría agradecido a la tierra que me tragara ¡ÍNTEGRA!

Y aquella noche, ya en mi recámara, "hice memoria" ¡Como si falta hiciera...! ¡Lo que me sobraba, en toda la acepción de la palabra, era eso: Memoria! Sí, ya le había contado a todos los nietos la historia de la Tía Lala, y la del bisabuelo que tuvo una enorme Hacienda que perdió durante la Revolución... Varias veces. ¿Andaría por la tercera o por la quinta vuelta?

Sí, amiga, sí. Repetir el pasado una y otra vez no te hará inmortal, ni a la Tía Lala tampoco: Te convertirá en una plaga.

¿No te has puesto a pensar que obtendrías más *escuchando*? *¿Qué de los demás todavía puedes aprender mucho?* ¿Qué el presente tiene más importancia que el pasado? ¿Y el FUTURO? **Has calculado LA IMPORTANCIA DE LOS PLANES FUTUROS DE TUS HIJOS Y DE TUS NIETOS?**

¿Tienes idea de con qué sueña ahora tu hijo mayor? ¿O tu hija? Claro, siempre los escuchas con atención profunda cuando confian *sus problemas*.

¿Pero SUS SUEÑOS? Los siguen teniendo aunque hayan cumplido cuarenta. Quizas mandar a uno de los niños a un campamento de verano o consolidar un plan de ahorro para enviarlos a terminar sus estudios en una universidad extranjera.

¿No te encantaría tomar parte en eso? ¡Te permitiría volver a vivir! Ser parte de sus planes aunque tu participación no sea más que

de una opinión, una idea o un saborear en
silencio

Casi todos los "viejos" **nos quejamos de
AISLAMIENTO:** Los hijos se fueron, los nietos
nos visitan poco y los hijos, muchas veces, cada
día menos. ¿Por qué será? Piénsalo amiga: Tus
hijos, tus hijas, siguen frecuentado a sus amigas contemporáneas igual que antes. **¿No será
que, entre ellos, la charla es un intercambio
en vez de un monólogo? Cuando te van a
ver, les toca monólogo, ¿no es cierto?**

A los treinta o a los cuarenta, tus hijos
están inmersos en su familia, en sus planes
y en sus problemas. Su vida es ajetreada . . .
Seamos sinceras, comadre: ¿Crees que les resulta positivo ir a verte para oír de nuevo la
historia de la Tía Lala? Siguen viendo a sus
amigos porque entre ellos comparten sueños,
temores y planes. ¿Quién quiere compartir el
PASADO?

Haz la prueba. Pregunta por sus planes, sus esperanzas. Escúchalos con interés genuino y pregunta mucho para entender Ay, amiga, no te vayas a trepar a tu "alto pedestal" para endosarles un sermón, enmendarles la plana, cortarles las alas o decirles el venenoso ¡TE LO DIJE! ¿YA LO VES? No es fácil, pero te conviene cerrar el pico y abrir la mente. . . . Servirás de mucho, incluso como "muro de resonancia" para que al escucharse ellos mismos, confirmen o modifiquen su camino.

Sé para ellos SU MEJOR AMIGA . . . Tu papel de maestra, orientadora y proyectista terminó hace muchos años: No pretendas guiar y deja que la Tía Lala descance en paz. Escúchalos como lo que son: Personas adultas que darán la bienvenida a una amiga . . . No a una catedrática o enamorada del sermón. NINGUNA AMISTAD VALDRÁ TANTO COMO LA DE LOS TUYOS. SÓLO DECIDETE A TRATARLOS COMO TRATARÍAS A UNA AMIGA, A UN AMIGO: CON PROFUN-

DO RESPETO, CON SENTIDO DEL HU-
MOR CUANDO LA OCASIÓN LO AME-
RITE, PERO SIN IRONÍA O REPROCHES,
TENIENDO MUCHO CUIDADO DE NO
HERIR. Recuerda que tu espada es más hábil
y afilada que la de ellos. Y sobre todo CELE-
BRA SUS TRIUNFOS HONESTAMENTE Y
CON TODO RESPETO, ESCUCHA EN SI-
LENCIO EL RELATO DE SUS DERROTAS.
QUIZÁS PUEDAS CONTARLES ALGUNA
DE LAS TUYAS . . .SON AMIGOS, ¿NO?

No intentes "ayudarles" demostrando tu
"alto talento y su profunda inmadurez. . . para
que veas que todavía me necesitas, tontito o ta-
ruguita". Escúchalos y conversa con ellos en
el mismo nivel de respeto que le ofrecerías
a un amigo de sentimientos muy delicados.

El resultado te sorprenderá . . . y a ellos
también.

Realiza una ceremonia de despedida a
tu pasado y, ¡por favor! deja que la Tía Lala
se hunda en La Eternidad.

CAPÍTULO V

LOS HIJOS SE FUERON ... PERO NO CREAS QUE EL NIDO QUEDÓ VACÍO

Me reí mucho con esta historia, que no recuerdo de donde me cayó, y creo que no habrá madre de adolescentes que no se tire de risa.

Después de terminar La Creación, El Padre formó a la primera pareja adolescente.

Una de sus primeras palabras fue:

-No. Deja eso. No toques. ¡NO!

-No, ¿qué? -rezongó Adán.

-Que no deben comer la fruta prohibida del Árbol del Bien y el Mal.

-¿Fruta prohibida? ¿Cuál fruta prohibida? ¡Oye, Eva . . . hay fruta prohibida!

-Te acabo de decir que NO.

-¡Ay, ay! . . . ¿Y por qué no, Padre?

-Porque les digo que no.

-¿Dame una buena razón . . . a ver? De todo dices "NO". ¿Dime por qué?

-¡¡PORQUE LO MANDO YO, QUE PARA ALGO SOY SU PADRE!!- murmuró el Buen Dios. ¿Por qué no se había conformado con crear a las jirafas, a los monos, a los peces . . .

A los pocos días, El Padre sorprendió a sus muchachos mordiendo una manzana. ¿Para qué decirles que se puso muy enojado? ¿Acaso no había sido claro en su orden?

-¿No les advertí que no se comieran esa fruta?- Tronó el Bondadoso y Paciente Padre. ¿Por qué se están comiendo la manzana?

-¡¡No es ciertoooo!!

-¡Lo estoy viendo, aunque la escondas, porra de Adán!

-Pues sí . . . pero no te enojes. ¿Qué culpa tenemos nosotros de que haya llovido y se te hayan mojado los árboles. . . y las ranas? ¿Estás de malas?

-Pregunto de nuevo: ¿Por qué cortaron y mordieron la manzana?

-Ay, Padre, la verdad que ni sé . . . - murmuró Eva batiendo las pestañas y con su sonrisa más seductora.

-¡¡Ella fue!!- chilló Adán.

-¡¡Mentiroso!! ¡¡CHISMOSO!! ¡Eres un hablador, un intrigante!

-¡Tú empezaste, Eva!

-¡¡No es cierto!!

-¡¡Sí es cierto!!

-¡¡QUE NO!!

-¡¡QUE SÍ!!

. . . y seguían en el "sí" y en el "no", hasta que El Padre, ya fastidiado, decidió que Adán y Eva tuvieran sus propios adolescentes, y . . . desde entonces . . .

En tu casa y en la mía resuenan los berridos:

-¡Mamá! Mi hermana Lucy se puso mi suéter blanco y lo dejó convertido en trapeador!

-¡No es cierto, má! ¡Ya ves como es de mentirosa Gabriela! Ella me lo prestó . . .

Un olor penetrante te hace volver la cabeza: ¡Qué perfumado va Poncho!

-¿Y tú a dónde vas tan elegante?

-¡Ay, má, desde la semana pasada te pedí permiso para ir a la casa de Sergio y hasta me prestaste tu coche . . . Me va a presentar a su prima de San Luis. Me voy, porque se me hace tarde.

-¡Óyeme! ¡Espérate! Yo no me acuer . . .

-¡¡Iiiiiiii!! -chillido indignado de Lucy- ¡Mírala, mamá, me jaló el fleco!

-¡Gabriela! ¿Cuántas veces tengo que decirles que no se toquen ¿Cuántas?

-¡Yo no la he tocado, mami! Palabrita de la buena- y levanta una mano a medio manicurar en la que se ven enredados unos pelitos rubios.

-¡Mil veces les he dicho que . . .

Ocasión que aprovecha *Junior* para emprender la huída. Oyes cómo arranca tu coche.

-¡Ayyyy!- Gabrielita se soba -Lucía me jaló una oreja cuando estabas volteada, ¿Ya ves, má?

-¡Cada una a su cuarto!- aúllas mientras meditas qué método de castigo aplicarás a Ponchito cuando llegue a las once, porque eso sí . . . es un chico muy puntual: ¿arrancarle las uñas una por una? ¿Hacer que ponga los pies en un comal caliente? ¡Ja ja! ¿Ayudada por cuántos granaderos? ¿Llevarte su tele? ¡Pesa mucho!

En la planta baja, se oyen unos gruñidos feroces . . . Lucía y Gabriela salen de sus celdas.

-¡Mami! ¡Sony y Chacho se están peleando otra vez!

Hubo noches en que te ibas a tu recámara y a pesar del cansancio, no sabías que hacer: Desplomarte en la cama o preparar tus maletas para irte de la casa.

Ya habías separado a los perros y curado sus heridas, mandado a las niñas a dormir. *Junior*, que llegó puntualmente, no te había dado oportunidad de desollarlo porque lo primero que hizo al regresar fue darte un beso y sonreir. Por fin lograstes dirimir el asunto del suéter, del jalón de oreja y del jalón de fleco. Lucy estaba dormida, bajo el dosel de su camita, enfundada en un camisón horrendo y lleno de encajes, moños y olanes.

Gaby dormía boca abajo, metida en una sudadera llena de manchas, con unos *pants* viejos y descalza ... Claro, dejó sus huaraches de suela de llanta a tres metros de distancia uno del otro, y te tropezaste hasta quedar en cuatro pies en el suelo, pero con el temor único de despertar a la niña-adolescente. *Junior*, en su recámara llena de *posters*, había dejado el pantalón en el suelo, hecho bolita y casi de la mano de la camisa . . . manchada con lápiz labial. Observas su carita inocente... ¿inocente? ¿y el bilé? ¡Ay, hijo. .! un bozo delgadito subraya su labio superior y tiene las mejillas irritadas por la rasuradora que usa casi a diario para que "así le salga barba".

Pero nunca llegaste siquiera a sacar la maleta para abandonarlos. Al acostarte, pensabas en sus caritas serenas, dormidas bajo la seguridad del amor de sus padres.

Sólo que ahora, se fueron para siempre, uno a uno. Ellas, hermosas y de blanco. Él, muy formal, alto y guapo en su esmoquín de bodas.

Los perros murieron no de sus mutuas mordidas, sino de viejos . . . y la casa quedó enorme, con tres recámaras vacías . . . Ya no hay moños ni encajes, ni huaraches de suela de llanta ni una camisa blanca tirada por ahí y llena de lápiz labial rosa . . . Y visitas las recámaras, como quien visita una iglesia, ¿verdad, amiga?

Tu esposo se quedó dormido en su sillón ante la tele encendida. Tan fatigado . . . tan viejo . . . ¡como tú! Los anteojos le colgaban en la punta de la nariz y el periódico está tirado en el suelo . . . Es el único "adolescente" que te quedó en la casa . . . el que te quiso, el que protegió a los niños y que muchas veces lloraba desesperado porque no alcanzaba el dinero para buenas escuelas y que trabajaba hasta los fines de semana.

Y ES ENTONCES, AMIGA, CUANDO LA VIDA ESTÁ EN TUS MANOS, ¡MÁS QUE NUNCA! Puedes convertirla en tragedia griega o en felicidad absoluta.

Sólo piensa en los felices que hiciste a tus hijos, en lo radiantes que salieron de tu casa para abrirle los brazos a la vida.

Tus hijas regresaron con "problemas graves" como:

-¿Qué hago, mamá? ¡El arroz me queda batido!

-¡¡¡Se me fue Petra!!!

-¡Me enojé con Paco! ¡No nos hablamos desde anoche!

Y tu hijo:

-¿Qué crees, gorda? ¡Sari se molestó conmigo porque le dije que tú guisas mejor que ella! (¿Se molestó? Qué tolerante: ¡Yo te habría envenenado!)

La felicidad avanza:

Una vez más, le explicas a Lucy qué debe hacer para que el arroz no le quede como engrudo.

Escuchas las querellas de Gaby contra Paco y le encomiendas la sonriente virtud de la comprensión y el control de la cólera.

Le indicas a *Junior* que el alma de una esposa es muy delicada, y que se vuelve verdaderamente frágil si la comparas con "mami".

PIENSA BIEN QUÉ VAS A HACER CON TU VIDA Y CON LA DE TU PAREJA: NINGUNA HIJA TE CONFIARÁ SUS PROBLEMAS O SUS ILUSIONES SI TE ENCUENTRA CONVERTIDA EN UNA TRÁGICA DEL TEATRO GRIEGO. NINGÚN HIJO TE CONTARÁ CON GOZO QUE ES MUY FELIZ CON SU JOVEN ESPOSA.

Lo único que puedes lograr con actitud de drama . . . es que tus hijos, que son inocentes de todo, se sientan ¡¡¡CULPABLES DE LO QUE NO SON!!!

¿Qué esperabas, chula? ¿Qué se quedaran en tu casa, como almejas, sobándote la pata artrítica?

¡¡NO!! ¡Ahora eres libre! Ahora sí: PUE-
DES PENSAR EN TI, EN TU PAREJA, en
viajes, en noches de sueño completo . . . y hasta
en poner un bonito estudio para él y un costurero para ti. . . o una salita de sonido, o lo
que te venga en gana: Tu casa no es un mauso-
leo vacío. ES UN MONUMENTO A LO QUE
HICIERON DE ELLA CON ESOS NIÑOS
QUE DIOS LE CONFIÓ, AL TRABAJO DE
TU ESPOSO Y A TU AMOR DE MADRE,
DE MUJER. Adórnalo, disfrútalo Verás que en
un abrir y cerrar de ojos se llenan de pasitos
diminutos y luego, de chillidos adolescentes.

-¡Abuela! ¡Daniel me jaló el fleco!

-¡No es cierto Nonna! Mariana me
pegó.

-¿Me das diez pesos, Nonna? Quiero com-
prar papitas- dice Ale con su sonrisa hoyuela-
da donde falta un diente.

• -¡Nonna! ¡Ponchito me quitó mi muñeca-
chilla Georgina con rabia señalando a su her-
manito de cinco años que ostenta un ojo morado por la furia de la más pequeña.

-¡No, abuela! ¡Fue la nena la que me pegó
con su muñeca!

Ahora, tu vida y la de tu esposo es más
suave, más serena. Son como dos atletas pre-
miados que observan el video de la competencia. Pueden tomarse de la mano, sentados
en el viejo sillón y ver cómo va atardeciendo,
escuchar su música preferida. Dar caminatas
largas por la colonia. Ir juntos a misa . . .
Son dos espectadores de una obra maravillosa.
Y los hijos nunca se van, amiga linda, porque
siempre están en el corazón de los dos y porque todo lo dejan si sus padres están enfermos o en algún aprieto . . . Aprécialos como
a los pájaros en libertad. Tú les diste las alas.
Ellos te las agradecen y las usan en busca de
alguna estrella remota.

CAPÍTULO VI

LAS SUEGRAS -
LOS YERNOS -
LAS NUERAS

¡A estas alturas del partido, es seguro que tu relación con los hijos políticos ya esté bien establecida . . . para bien o para mal!

Quiero pensar, amiga, que llevas una relación de profundo afecto con tu nuera. ¿No? Mira, vamos siendo muy sinceras, que nadie nos oye: ¿Por qué no la "puedes ver ni en pintura"?

Si "se llevó" al sol de tu vida, creeme que no fue a la fuerza: Tu sol decidió alumbrar otra casa . . . tirando sus calcetines sucios fuera del cesto, dejando todo con colillas, camisas, cajetillas vacías, desarmadores y todo lo que ya no tuvo interés para tu "angelito".

Si es que tu hijo ha perdido peso porque "ella guisa pesimo", ¡qué bueno . . .! ¿No crees que ya le sobraban algunos kilitos de barriga?

¿No educa a tus nietos como TÚ quisieras? Bueno, comadre, sin duda tu labor fue excelente. . . pero cada cabeza es un mundo. Tu criaste a los tuyos bajo la batuta de doctor Spock, y tu nuera, bajo los cánones de Rosemond. No te preocupes. Tus nietos ya sobrevivieron algunos añitos a las "barbaridades de ésa", ¿no? Y toma en cuenta que Genética es Destino y que tus nietos no son idénticos a tus hijos, ya que, te guste o no, también llevan los genes de tu nuera y su familia.

Más bien, ya sería hora de que fueras parchando las cosas. Piensa que bastante hace tu nuera con aguantar a ese "solecito". Le arrima el té y la aspirina cuando está resfriado. Se le-

vanta a media noche para traerle un antiácido,
le masajea la espalda y le arregla la ropa.
¿Qué "Él" la mantiene? ¿Y qué? Antes también
comía pero con menos esfuerzo . . . y la deja-
ban dormir en santa paz.

Anda, amiga, vamos haciendo un buen
propósito: Sonríele a tu nuera. Invítala a comer,
a sepultar las diferencias del pasado con un
apretón de manos. Es feo decirlo, amiga, pero
lo probable es que tú salgas del mundo antes que ella y tu hijo. ¡Quién si no tu nuera
va a acompañarlo en su vejez! ¿Quién si no
es ella estará pendiente de si los niños llegan
a tiempo, de sus enfermedades y de sus problemas en la escuela, con los novios y los amigos?

Mira un poquito al pasado: ¿Cuántas horas diarias te ocupabas de tu hijos y de tu esposo? Sí, ya sé: 24. Pues también ella, amiga:
Trabaja como loca en la casa, va por los nenes
a la escuela, lleva a la pequeñita a su clase

de baile y a los mayores al karate. Regresa a preparar cena y a esperar a tu hijo, a su esposo, para escucharlo, consolarlo si su día fue malo y, cuando ya todos duermen, a dar vueltas por las camitas para tapar a los niños.

¿Y tu yerno? ¡Si pudieras, lo envenenarías, verdad! Fracasado, muerto de hambre, flojo, fodongo . . . Te sobran los calificativos, ¿no? Pero el caso es que tus nietos lo adoran y tu hija sigue con él. La única espina de ese matrimonio eres tú. Sí, TÚ. ¿No crees que hieres a tu hija cada vez que le dices "el gusano de tu marido" "el miserable de mi yerno" o "el bueno para nada con el que te casaste cuando tenías tantos buenos partidos".

Mientras tu hija siga con él, seguro que no es desdichada o habrías sido la primera en enterarte. *Simultáneamente, le cierras la puerta a tu "niña" que puede guardarse sus problemas en los que tu buen consejo le sería útil, para evitar el clasico: "¿Ya lo ves? ¡Te lo dije!"*

El Padre Nuestro te lo dice clarito ". . . y

perdona nuestras ofensas así como nosotros perdonamos a los que nos ofenden". Si de alguna manera que no sea la de haberse casado con tus retoños, te ha ofendido el hijo o la hija política... perdona y olvida, amiga. Quepa en ti la tolerancia y la prudencia. Será el mejor regalo que puedas hacerle a tus hijos... y a ti misma. El odio genera odio, y quieras que no, entre tú y tus hijos políticos ya hay lazos de sangre representados por esos pequeños nietos que te iluminan la casa.

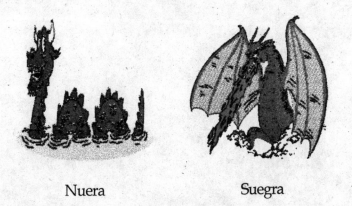

Nuera   Suegra

Cómo se ven mutuamente la suegra y la nuera.

CAPÍTULO VII

LA HERENCIA Y EL TESTAMENTO

La mejor herencia es el amor... mezclado con sus acompañantes: Tolerancia, Paciencia y Serenidad. Pero ese legado se entrega en vida; a todos los padres, desde Rockefeller hasta los más pobres, nos angustia cómo repartir de manera adecuada los tres pesos o los mil millones que le heredamos a los hijos. Eso, será nuestro último acto de amor y protección económica.

Comienzan los sofocos y las discusiones entre tu esposo y tú... y si involucran a los hijos se termina como El Rosario de Amozoc. Al principio, parece una idea cuerda, pero no te lo aconsejo, amiga. Se mezclan muchas pasiones y la peor de ellas no es la codicia, sino el "RESENTIMIENTO DE AMOR".

"Papi, mami, les agradezco que pidan mi opinión. A mí no me hereden nada, que ya mucho me han dado. ¡Pero me repurga que le hereden la casa a mi hermana (o). ¿Qué no se acuerdan de las broncas en que los metió con sus tarjetas de crédito sobregiradas? Tú, mamá, vendiste la única pulsera de oro que has tenido en tu vida. Y tú, Jefecito, anduviste de Herodes a Pilatos poniendo caras en el banco para que se rebajaran los intereses. Ni pagado ni agradecido. ¿Y heredarle el piano a mi querida hermana Fulanita que siempre ha dicho que es un vejestorio apolillado y les reprocha que no le hayan comprado un piano bueno para que le diera de manotazos? ¡Ay, jefes, no la

amuelen! Truénense ustedes lo que queda. Ya bastante nos dieron. Ya se sacri-
ficaron suficiente, ¿no creen?"

Y ahí viene el disgusto, porque cuando
llega LA HERENCIA y el hijo que opinó se
siente burlado cuando vé que a fulanita le tocó
heredar el piano y a menganito una parte pro-
porcional de la casa, estalla y le dice a sus
hermanos lo que escucharon sus padres. No lo
hace por codicia o por envidia . . . lo hace
por "Resentimiento de Amor". Y no hay que
heredar pleitos, comadre, y menos entre tu hijos . . . recuerda a Andrés Eloy Blanco:

> *Por mí, la flor en las bardas y*
> *La Rosa de Martí*
> *Por mí, el combate en la altura,*
> *y en la palabra, civil.*
> *Por mí, ni un odio, Hijo Mío.*
> *¡Ni un solo rencor por mí!*

Esa es la MEJOR HERENCIA, dejarle a los hijos el corazón limpío, sin resentimientos, sin amarguras, con valores bien arraigados y amor profundo hacia sí mismo y hacia los demás.

Pero seguimos con la bronca comadre. Si ustedes lograron amasar una pequeña fortuna . . . jamás les parecerá suficiente para dejar cubiertos a los hijos ¿Y A LOS NIETOS? ¿Cómo es que no habíamos pensado en los chiquitos?

Si todo su capital se invirtió, como nos sucede a la mayoría, en educar y levantar a los hijos y sólo se les puede dejar un departamento o una casita modesta ¿sería bueno dejársela a Luisito que es el más amolado? ¿Pero qué culpa tienen los otros de haber logrado mejor posición económica de Luisito? ¿Y de pasada nos llevamos al baile a los nietos? ¿Por qué no tendremos tres casas? ¿Y si vendemos esta y compramos tres departamentitos? No, amor, ya sé que acabaríamos perdiendo hasta esta casa . . . ¿Qué haremos, cielo mío?

No lo tortures, amiga. ¡Ustedes **YA HI- CIERON TODO**! y tu pobre esposo ya no va a lograr algo más a estas alturas del partido.

Yo, propietaria de una casa, madre de tres hijos y abuela de cinco criaturitas, luché por muchos años con esto que parecía un dile- ma irresoluble, ¿Acabarían los hermanos pelean- do por la casa con aquello del "Resentimiento de Amor"? Mis hijos se reían, comentando que hacer un testamento nuevo era mi deporte favorito. Pues no, no lo era, pero iba cambiando los legados a mis pobres herederos de mi úni- ca propiedad según les iba económicamente.

Un año, le iba muy bien a dos de ellos y a otro mal. Iba a la Notaría (donde nunca me quisieron hacer un descuento por ser clienta asidua) y cambiaba el testamento a favor de los hijos en apuros, desheredando a los otros dos. Regresaba a mi casa tronándome las manos y pensando si los "despojados" se sentirían te- rriblemente mal. Sí, seguramente sí, porque los

hijos interpretan la herencia como nuestro último acto de amor. *Ergo:* decidirían que yo había querido más a fulanito o fulanita . . .

Trataba de compensarlo pegando etiquetas. ¡No te rías, amiga! Detrás de cada cuadro,
de cada cenicero, de cada mueble o lámpara,
pegaba una etiqueta pequeñita con el nombre
del agraciado:

"Para Danielito" "Para mi nieta Fulanita"
o "Para mi hija Perenganita".

Nunca quedaba completamente satisfecha. Además, cada vez que venía un nieto
y señalaba algún artículo de la casa que le fas-
cinaba particularmente, yo procedía a dárselo
no obstante que la etiqueta manifestaba que
sería propiedad de otro de mis niños. Eso sucedió con Marianita, mi nieta mayor, que un
día pasó frente a mi anciano reloj de péndulo,
se arrancó el chupón de la boquita y anunció:

-Ete é mío- La pequeñita pasaba frente al reloj en el momento justo en que la sonería pregonaba la hora. De inmediato, mi hija y yo bajamos el reloj para ponerlo en su coche y que Marianita pudiera llevárselo para entrar en posesión de él a una edad adecuada. De esta manera, el inventario cambiaba, la suerte también, y para el siguiente fin de año, el hijo amolado estaba bien y la hija que había estado bien se andaba tronando las manos.

Yo regresaba de la Notaría y compraba más etiquetas. Lo seguí haciendo hasta que conocía un abogado muy talentoso que me dijo:

-No sea usted tan dominante, doña. Desde el otro lado de la tumba quiere estirar el brazo y seguir haciendo el "reparto". Todo lo que les va a dejar, son sentimientos de pena.

¡Ah! ¡Santas palabras que le tumbaron la iguala anual a mi Notario! Y es cierto, comadre, los quiere uno amparar desde el Otro Mundo... y no se puede.

A mí me fue muy útil. Espero que, si estás en la situación en que yo me encontraba, pueda servirte de algo.

De verdad, amiga, la porción más grande de la herencia la entregaron tú y tu esposo todos los días. Lo que queda, no es más que unos cuantos ladrillos.

CAPÍTULO VIII
LA MUJER SOLA

Sola es una cosa, y solitaria otra, amiga.

➤ No tienes pareja. ¿Por qué? O enviudaste o te divorciaste, ¿no?

En el primer caso, mis condolencias. En el segundo ¡¡FELICIDADES, COMADRE!!! Nadie se deshace de un ángel . . . Si tu marido era holgazán, agresivo o don juanito, qué bueno que tuviste el valor de abandonarlo. Si hubieras seguido a su lado, haciéndole a "la víctima", estaría lejos de aplaudirte. Pero fuiste una mujer valiente que prefirió criar sola a los hijos que aguantar al badulaque aquel.

A lo mejor no tuviste hijos... en cuyo caso, hay poco cambio en tu vida. Hace años que estás acostumbrada a vivir sola o con una amiga.

Si los hijos ya se fueron, cada uno con su cada cual, casaditos o arrejuntados como algunos chicos lo usan ahora, ¡¡aleluya, amiga!! Ya sé que los adoras y que nunca tuviste la intención de "deshacerte" de ellos. Pero solitos se fueron yendo, y no te voy a decir "que es lo natural, lo mismo que hiciste tú al dejar a tus padres". "Ay, no ¡qué feo! Pero vamos razonando comadre.

Si los hijos ya tenían edad para irse, por muy joven que seas, andas en los cuarenta y cinco o cincuenta... Pues mira, a esa edad todavía te consideras joven, tengas cuarenta o cincuenta y tantos... pero ¿a que ya no corres a la misma velocidad que cuando Juanito emprendía la huída llevando tu bolso como botín?

¿Tienes capacidad para subir los escalones de dos en dos como cuando tus "bebitas" adolescentes se estaban matando y urgía separarlas? ¡A que no! Y podrías treparte a un árbol como cuando Ponchito se encaramaba hasta la punta para escaparse de una inyección? Ay, cuatita, ¿vieras qué latosa es una fractura de cadera... y de ego?

Sí, ya sé que tus hijos adultos ya no hacen esos numeritos, pero lo que aquí cuenta es que ya no tienes veinte ni treinta años, amiga. Y es justo que descanses, porque llevas por lo menos veinte si no es que treinta años de guardia veinticuatro horas. Aún con los hijos adultos, duermes con un ojo abierto por si Ponchito no ha llegado o a las "niñas" se les hizo tarde.

Además, seamos realistas amiga. Tú vivirás menos que ellos y cuando tu pobre nuera se esté levantando de madrugada para darle a Ponchito un té para la indigestión, tu ya estarás en el otro barrio. ¿Lo querrías dejar como viruela? Es más fácil que la mujer se acomode a vivir sola . . . Para el hombre, es una tragedia.

Sólo me permito recomendarte y lo hago porque te quiero, que NO LE HAGAS A LA VÍCTIMA . . . A LA ABANDONADA . . . Por favor, amiga. Los hijos nunca te juraron que permanecerían a tu lado para siempre. Y si empiezas a gimotear o a portarte como una metiche visitando su nueva casa cada rato y lamentando tu "triste suerte", sólo harás que se sientan culpables de lo que no son . . . y se alejen de ti, porque eres tú quien les despierta ese sentimiento.

Ahora, por las mañanas puedes estirarte en tu cama hasta la hora en que se antoje (si no tienes, como yo, la mala costumbre de trabajar). Leer el periódico enterito para tener de qué preocuparte (la guerra aquí, la hambruna allá) como para alegrarte de que no te suceda a ti o a los tuyos. Además, te mantiene informada.

Ahora te puedes ir al cine, sola o con una amiga y ver las películas que te gustan, ya sean de balazos y patadas o de moco, baba y lágrima. Eres libre para irte al parque, enrolarte en trabajo social en un asilo o en un sanatorio y hasta en un orfanato. Puedes acercarte a Dios, platicar tranquilamente con Él sin estar consultando el reloj.

Puedes poner una pequeña academia de tejido o de cocina en tu propia casa . . . de lo que más te guste hacer . . . O leer todos los libros que dejaste pendientes. Convertir tu jardincito en un paraíso o tus macetas en auténticos ramos de flores.

En una palabra, amiga, ¡¡ERES LIBRE POR PRIMERA VEZ EN TU VIDA!! Cuando soltera, estabas bajo la autoridad de tus padres. Casada, llena de obligaciones. Sola con los hijos, igual de agobiada.

Date cuenta, amiga. ¡Celebra! ES LA PRIMERA VEZ QUE ERES LIBRE, LIBRE PARA TODO, ¡¡¡LIBRE PARA SIEMPRE!!!

Si tienes una buena posición económica te recomiendo los viajes: por vez primera, abrirás los ojos desorbitados delante del Coliseo Romano o verás pasar delfines por el Adriático en tu crucero por las islas griegas. No tengas miedo de viajar . . . ni que estuvieras interdicta. Si te acompaña una amiga, será más divertido, pero si vas sola, tendrás más oportunidad de chillar como descocida por la emoción ante la Victoria alada de Samotracia o La Muerte de Boticelli en San Pedro.

Si no tienes dinero, comadre . . . también puedes viajar con la imaginación, con la mente. Pero lo principal, viajes o no, duermas o veles, es:

¡ERES LIBRE AMIGA!
¡AHORA SÍ ERES LIBRE!

CAPÍTULO IX

NO TE ME AFODONGUES, COMADRE

Cuando entré a casa de María Angélica, me fui de espaldas: todos los espejos de la sala estaban cubiertos con un trapo morado.

No pude tragarme la pregunta: -Oye, ¿quién se murió?

-Mi belleza . . .

-¡Ay Mary! ¿Y por eso cubriste los espejos de la sala?

-De toda la casa. No quiero mirarme nunca más.

Mary había sido una mujer muy bella, inteligente y con un matrimonio feliz que perduraba ahora que los hijos se habían ido. La observé en silencio. Traía unas pantuflas sucias, el cabello en desorden, la horrenda bata atada en la cintura con un trapo de otro color, las uñas a medio despintar . . .

-Ahh . . . Pues sí . . . ¿Y ya pensaste en cómo sacarle los ojos a tu marido y a tus hijos?

-¡Ay, qué barbara! ¿Por qué?

-Para que no te vean chulis. Mira, no le hagas al drama, que nadie te ofreció que serías eternamente joven. Eso no lo puedes evitar, pero volverte una fodonga sí.

-Por mucho que me arregle, no me voy a ver joven.

-Pero no te vas a ver fea dos veces: por vieja y por fodonga.

Mi amiga me retiró el saludo. Sé que fui brusca, pero tenemos la misma edad y eso me hizo sentirme en libertad para dispararle, pero no debió ser a quemarropa, lo entiendo y pedí disculpas.

Quizás tú andes en lo mismo, comadre. Cuando se ha ido el último de los hijos, como que se te aflojan los resortes y se te para el motor... y caes como títere sin hilos. Una mañana tienes tiempo para verte detenidamente en el espejo, y se te antoja darle un martillazo. Ves que "todo se ha perdido" y te tiras a la desgracia. Cada día te arreglas menos.

Todo te recuerda que vas cuesta abajo: los anteojos, el puente removible del que depende tu sonrisa, esas lonas del cráneo que, excepto si tienes la suerte de una María Félix, comienzan a brillarte por debajo del cabello. ¿Las pestañas? ¡Se las llevó el tren! ¿Y la cintura? ¿Cuál cintura? ¿Y esas piernas de las que estabas orgullosa y a las que se les comienza a asomar el hueso de la espinilla? ¿Y dónde están los hoyuelos de tus codos que ahora se parecen a los de Popeye?

Siempre fuiste una mujer valerosa, con madurez emocional. ¿Te parece muy cuerdo agregarle el descuido al envejecimiento? ¿Y tu esposo, ya no te importa? ¿Crees que ya no corres peligro de perderlo? ¡Te equivocas! ¿Vieras cuántas desesperadas andan por ahí y no traen los pelos parados? Y si no tienes esposo, ¿a qué le tiras? ¿A qué los hijos sientan una punzada de culpa? "Desde que me casé, la jefa se derrumbó". Oye no. ¿Y tu respeto por ti misma?

Haber envejecido o estar envejeciendo, no justifica que estés barrigona, pasada de peso o vestida como espantapájaros. Nunca le harás competencia a una chica de veinte en cuestión de apariencia física . . . pero sí en experiencia, en porte, en elegancia . . .

No te me vayas a inclinar al otro extremo y hagas el ridículo. Ya no se te ve bien la minifalda, aunque hayas tenido lindas piernas. No se ve bien. No se acostumbra.

También tienes que cambiar tu estilo de maquillaje. . . NO se te ocurra pintarte los párpados de rosa o de azul fosforescente. . . Y por Dios, no te tiñas los cabellos de ese rojo escandaloso que parece la maldición de las que pasamos los cincuenta. Ya no te ves muy segura caminando sobre tacones de diez centímetros: utiliza un taconcito mediano.

Recuerda, amiga aquel dicho "Dios no me librará de la Vejez . . . pero que no me deje hacer el ridículo".

Piensa en tu esposo, en tus hijos, en TI MISMA y arréglate amiga, como si cada día esperases visitas. Y por todos los santos, ¡no se te ocurra competir con las jovencitas que si te pones a bailar el son de moda como ellas, ganarás al primer premio: **al Ridículo.** Avergon-

zarás a tus hijos, a tu esposo y serás el hazme-
rreír de tus hijos políticos, sin que nadie se sien-
ta con el valor de decirte que eres la premiada.

La verdad, amiga, espero que si te amaste
a ti misma, no haya sido sólo por tu juventud
y tu belleza sino por otros dones más importantes . . . que sigues conservando: bondad, sentido del humor, madurez y ternura.

Ahora, amiga mía, eres más digna de ser
amada: defendiste como leona el Fuerte de tu
hogar. Levantaste a los hijos. Acompañaste a tu
esposo con amor profundo. Cerraste la obra de
tener hijos con broche de oro . . . y si todavía
conservas a tu pareja . . . ¡qué afortunada! Y si
no ¿acaso se te arrugaron los valores internos
como el pellejo? ¡Ay, no mi amiga, No!

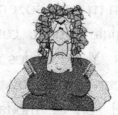

No te me afodongues, comadre.

CAPÍTULO X

LA MUERTE A PARTIR DEL CINCUENTENARIO

Dicen que la vida comienza a los cuarenta, pero nunca ¡¡¡QUE SE NOS TERMINA A LOS 39!!!

A los cuarenta, años más, años menos, nos entra la crisis de la edad madura: los malditos números indican que ya nos comimos por lo menos la mitad de nuestra vida. Y entonces es cuando volvemos la cara atrás, y hacemos cuentas de qué logramos y qué no logramos . . . Y empieza el balance económico, el emocional, el familiar y hasta el social.

Creemos que está canijo que lo no logrado en los primeros cuarenta lo consigamos en la segunda cuarentena: ni la inversión en el banco, el auto deportivo, la residencia de lujo o los viajes. Pero eso es una falacia deprimente y tortuosa. Piensa, amiga, que de esos cuarenta años, hay que restar alrededor de veinticinco que es la edad promedio en que comienza TU VIDA PRODUCTIVA . . . Y sólo van quince años de luchas, ¡NO CUARENTA!

Pero eso ya se lo puedes decir a tus hijos, que andarán por esa edad o cerquita de los cuarenta. Lo que a ti y a mi nos ocupa es la OTRA CRISIS, LA CRISIS DE LA MUERTE que no tiene fecha fija para llegar y que consiste básicamente en un terror secreto a la muerte, no a la vida o a lo que logramos o perdimos.

Ese terror nuestro se compone de grandes miedos:

● La posibilidad de una agonía prolongada y dolorosa

● La perspectiva de dejar a alguien amado o que difícilmente será feliz sin nosotras.

● Lo ya factible de perder a tu esposo.

● La angustia de que alguno de los hijos se vaya antes que nosotras.

● La incertidumbre de cómo nos irá allá lejitos, del Otro Lado, de un Juicio donde no podremos ocultar nada y nos ventilarán los trapitos ... Ahí comienzan las revisiones y los balances éticos. Si me porté muy bien, desearía haberme portado mejor. Si me porté muy mal, ¡ay, Jefe de Allá Arriba! ¿No habrá modo de que me mandes, pero a mi domicilio, alguna buena obra que pese a mi favor?

Si a esto agregas que algún dinosaurio o dinosauria contemporánea nuestra decida cua-

dricularse y tengas que regresar a la funeraria,
donde ya te han visto tanto, que cuando llega
tu coche, te abren la puerta sin más pregun-
tas . . . ¡peor estuvo el cuento!

¿Terapia de apoyo? No. ¿Un buen curso
de Tanatología? No, gracias, ¿Antidepresivos?
Mira, mejor ya no les des tantas vueltas y ana-
licemos:

A mí me abrieron un camino cuando
entendí , con pruebas palpables que:

◆ Allá arriba hay Alguien que me ama y que
me lo ha demostrado TODA MI VIDA, sin que
antes de este "tramafat" de la edad madurra
me hubiera dado cuenta.

◆Que a veces no entiendo Sus razones y que
en alguna ocasión tuve la osadía de reclamarle
algo que me parecía inmerecido o injusto y que,
al paso de los años, llegaba a ver con claridad
que lo "inmerecido" me lo tenía bien merecido

y "LO INJUSTO" no podía ser más justo: "LO IN-
MERECIDO" me lo había ganado a pulso . . .
y ya no me acordaba. Bien claro me quedó
cuando me sucedió alguna barbaridad igualita
y tan gorda como la que yo había hecho . . .
No se me castigó por accidente, ni de más ni de
menos.

Era yo identica a mis niños cuando no
comprendían para qué los llevaba a que el mal-
dito pediatra les pusiera una vacuna inyectada,
los hiciera sufrir y, además, yo le pagara gus-
tosamente.

La ocasión en que mi necesidad fue verdaderamente grande, Mi Padre me ayudó con
una generosidad abundante, dándome exacta-
mente lo que yo le pedía (y que era imposible,
excpeto por VARIOS MILAGROS UNIDOS). Y
me lo concedió al instante y en demasía.

También me fue muy útil cuando me
daba un coscorrón y yo chillaba como verraco

degollado . . . hasta darme cuenta de eso, de que yo había hecho el mismo pancho idéntico, años atrás.

Cuando el sentido común más elemental basado en lo que había vivido y entendido, me hizo ACEPTAR QUE TENEMOS UN PADRE QUE NOS AMA, NOS CUIDA Y NOS CORRIGE, *mi miedo a La Muerte desapareció como por encanto, y con él, todos los mieditos agregados . . .*

Comprendí que La Muerte era el regreso a MI VERDADERO HOGAR, donde ya me esperaban jubilosos los que me habían precedido.

Entendí que si alguien amado se marcha antes, Mi Padre, que es el Suyo también, tiene buenas razones. Que yo no entienda, no quiere decir que los motivos no sean Justos y Muy Importantes para el bien de mi ser amado y para el mío.

Acepté que la vida se va pronto y que un día despertaré en MI CASA, Y ENTRE LOS MÍOS, QUE ALLÁ EL TIEMPO NO EXISTE Y QUE AL MORIR YO, LOS VERÉ REUNIRSE CONMIGO DE INMEDIATO . . .

Supe que La Muerte no es un paso definitivo, sino un tránsito.

Asimilé que Mi Padre me ama y que lo más seguro es que me haya ido castigando poquito a poquito por cada una de mis barbaridades y que no tiene necesidad de esperar a que yo caiga en Sus Manos para arrancarse las orejas.

Digerí la verdad de que Él no sólo perdona si me arrepiento de corazón . . . También OLVIDA . . . que es algo que los humanos no sabemos hacer. Luchamos mucho por perdonar, no siempre lo conseguimos, pero JAMÁS OLVIDAMOS QUE SE NOS HA OFENDIDO . . . Y ÉL PERDONA Y OLVIDA . . . y entre más canijos hayamos sido, más amplios nos abre los Brazos cuando corremos hacia su pecho amante.

Eso amiga, me consta y te lo paso al costo.

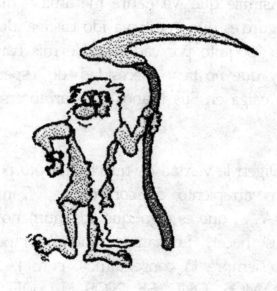

"Sí, amiga . . . el tiempo no se detiene".

CAPÍTULO XI

¿LA MUERTE? ¡ME PELA LOS DIENTES!

Ya casadas, mis dos hijas se convirtieron en colaboradoras de la editorial. Era una delicia verlas juntas en la misma oficina. A veces escuchaba sus risas desde mi escritorio, como aquella mañana.

Gabriela movía su café con una cucharita diminuta . . . Lucía la observaba divertida . . .

-Ay, cuéntame.

-Pues hoy en la mañana me pasó algo que de pronto me asustó. . .¡Hola, ma! Le contaba a la güera que me estaba bañando cuando me entró un dolor de cabeza tan súbito y tan intenso que por primera vez desde que recuerdo, creí que me moría. Me enredé una toalla y me fui "a morir" a mi cama . . .

-¿Te duele todavía?

-No. Ya ni me acuerdo . . . Oye, las galeras que estuve corrigiendo ayer me . . .

-Yo creo que debes ver al doctor San Esteban- interrumpió Lucía, mi hija psicóloga.

Gaby se burló de su hermana, pero a mi me dió un vuelco al corazón cuando vi la carita oscurecida de mi hija . . . ¿Quién iba a decirnos que en ese instante se iniciaba la tragedia?

Fuimos a consultar al neurólogo, que se puso muy serio y ordenó varios estudios . . . Estoica como siempre Gabriela no emitió una sola queja ni siquiera en la angiografía, donde tuvo un paro cardiaco por rechazo a la substancia de contraste.

De ahí, al neurocirujano. Mi hermosa hija mayor, madre de mis dos primeros nietos, estaba llena de aneurismas en ambos lados del cerebro.

Como era necesario intervenirla de inmediato, vine a casa por algunas cosas, porque me quedaría con ella de principio a fin. Cuando entré a mi recámara, El Crucificado y yo nos quedamos mirando.

Jamás fui una católica devota y en la parroquia ni me conocen, pero a medio creer, me arrodillé para hablarle a Dios.

"Tú sabes lo que Gabriela me hizo jurarle . . . que la desconectaría si quedaba convertida en vegetal. ¡Imagínate! Matar a mi hija adorada. Ya ves que dispuso todo: cómo han de quedar los niños, quién duerme con ellos, etcétera. Todo. Y tú me conoces, soy peor que una gallina con pollitos. Acuérdate que cuando eran pequeños y hasta ya mayores, yo enloquecía al verlos enfermos, los persegía termómetro en mano, los llevaba con un médico y con otro. Me eran y me son tan valiosos los tres que vivo en el terror constante de perder a alguno. . . .

"¿Te imaginas los numeritos que voy a hacer al hospital, cuando Gaby necesita de todo mi apoyo? La primera infartada sería yo . . . y mira, soy capaz de que caer muerta sobre ella . . ."

El gran neurocirujano que la operaría, dos veces en la misma semana, advirtió honestamente que no podía garantizar los resultados ni la vida de mi hija. Mucha gente, entre ellos López Mateos, muere CON UN SOLO ANEURISMA, y los de Gabriela eran incontables . . .

Si sobrevivía, las secuelas serían terribles: Ceguera, coma profundo y definitivo y mil horrores más . . .

"Oye, Padre. Yo te suplico que salves a mi hija. Y para mí, lo más difícil: Dame SERENIDAD Y FORTALEZA . . . ¿Por favor? Por favor.

Nueve días después, salimos juntas del ABC. Gabriela caminando y ¡fumando! ante los ojos aterrados de la enfermera que la seguía en vano con una silla de ruedas. Ni siquiera había perdido su hermosa melena castaño rojiza, excepto por un poco de cabello en las sienes . . .

Ni una sola vez me temblaron las piernas. Ni un solo momento de duda tuve en el hospital. Ni siquiera estaba asustada, excepto cuando tres días antes, Gaby cayó en un estado de coma que perduró veinticuatro horas y del que salió exigiendo algo de comer.

Ni siquiera una lágrima. Ninguna duda.
Mis otros hijos estaban sorprendidos . . . Aquella serenidad, aquella fortaleza, iba por completo contra mi manera de ser de los treinta años
anteriores.

. Ninguna consecuencia. Gabriela estaba
pérfecta. El doctor De Leo la dió de alta como
no creyendo aquel milagro doble. Dos cirugías
cerebrales en la misma semana, y Gabriela sa-
lía por su pie. No tuvo que tolerar a una madre
histérica . . . para lo cual sobraba razón . . .
la vida de mi hija, Fortaleza, Serenidad . . .
No: el día en el que le hable de Mi Padre,
no ví relámpagos o resplandores milagrosos.
No olía mi cuarto a incienso. No me extendió
su manita El Crucificado . . . El milagro, los
milagros fueron más allá de eso . . . más eviden-
tes que una luz deslumbrante, que una visión
celestial . . . Sí, Dios estaba allá arriba y
también aquí abajo . . . No volví a tener dudas,
si es que antes las tuve.

Y mira, amiga, el beneficio fue aún mayor. . . No cabe duda de que si le pedimos a Nuestro Amoroso Padre, nos da a manos llenas. Cierto, hay veces que dice que "NO", y nos da mucho berrinche . . . porque no entendemos que hay razones que están más allá de nuestra razón hasta que pasa mucho tiempo . . .

CAPÍTULO XII

¿QUÉ TE VUELVES A CASAR?

¿No era sólo EL HOMBRE el animal que tropieza dos veces con la misma piedra?

¿Qué me dices? ¿Conociste a tu futuro en tu computadora? ¡Ay, Dios Mío!

Sí comadre, lo entiendo. Entre nosotras las mujeres hay dos preferencias muy marcadas: Las mujeres que son "de pareja", y las que aman la paz, el silencio y disfrutan de su independencia (a la que jamás llaman "SOLEDAD", sino "LIBERTAD").

Depende a qué categoría pertenezcas. Si estás encantada viviendo sola, arreglando uno de los cuartos como costurero o salita de televisión, regando tus plantas, leyendo y paseándote en bata, no tienes problema . . . mientras no te afodongues, porque eso es señal segura de depresión: ¡¡*aguassss*!!

Pero si eres "de pareja", estamos en problemas. Lo primero que se te va a ocurrir cuando se casen todos los hijos y quieras volver a tener un compañero, es buscar a tus viejos (sí, viejos dos veces) novios.

No te lo recomiendo, porque suele ser un camino triste: Unos, ya murieron. Otros viven felizmente casados . . . por fin, encuentras a uno de ellos que se quedó viudo. ¡Qué emoción! José Luis Aguilera siempre fue guapérrimo: Alto, de cabello obscuro, lacio, enormes ojos claros . . . ¡y está ansioso por volver a verte!

Llega el día esperado y se reúnen a desayunar en *Los Almendros*. Llegó antes que tú

(¡ay, siempre tan caballeroso!) y la *hostess* te guía a la mesa. Vas echando tiros (vestido amplio para que no sobresalga la pancita, ropa discreta pero elegante (¡qué dineral te costó el trajecito!) y una cadenita de oro con el dije de una rosa diminuta.

Tienes que echar mano de tu sangre fría (y las que fuimos madres de adolescentes la tenemos en buena dosis) para no soltar un alarido: ¿Qué es esa "cosa"? Calvo que brilla (¿Y "el hermoso cabello negro"?), gordo que casi se desborda en el sillón (¡ay, guácala!), con (¿aquellos hermosos ojos claros?) despéstañados y ocultos bajo unos lentes que parecen fondo de coca familiar. Se pone de pié y, pujando, se inclina para darte un beso en la mejilla:

-¡Qué guapa! -¡ay, ¿tu eres aquella que me hacía feos en el club? ¿La Reyna del Torneo de Tenis de 19. . .? ¿Por la que acabé a trompadas con el pobre imbécil que se casó contigo? ¡De la que me escapé! Tus arrugas tienen arrugas . . .

-Gracias, José Luis. Tú . . . te ves muy guapo –¡Ah jijos! Unos envejecen más feos que otros . . . y más gordos. ¿Te imaginas un relación sexual con esos 140 kilos de manteca? ¡¡Me juego el pellejo!!! . . . ¿pellejo? Bueno, a este le sobra y lo ha rellenado hasta donde le alcanzó a dar de sí . . . ¿Pero a mí? Siendo sincera . . . ¡a mis pellejos nomás les falta aplaudir entre ellos!

-Bueno, todavía me defiendo- murmura sonriente José Luis.

-Si, eso es lo que veo con mucho gusto . . . -¿Cómo estarías si no te defendieras, eh? Ah, al hombre lo vuelve ciego su enorme ego: Se siente *sexy* y cautivador hasta los noventa y nueve años. Por lo menos, las mujeres somos más realistas. ¿Realista? ¡Te costó dos horas maquillarte y casi lloras al ver los resultados. ¿Y el saquito suelto para disfrazar la pancita? ¿Y la dosis doble de antireumático que tomastes muy temprano para no cojear?

El desayuno termina entre sonrisas diplomáticas y ahora sí, el adiós es ¡para siempre! MI candorosa aunque persistente amiga regresa a su departamento. Como a todas las mujeres fuertes, a ella no se le cierran las puertas y está resuelta a tener pareja.

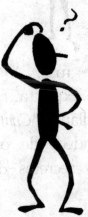

Y Rosamaría se acomoda en su "sillón de pensar" No se le ocurre ninguna idea. Paciencia, paciencia . . . cuando suena el teléfono y Rosi contesta con cierta molestia sin saber que

"el milagro" está por presentarse: Su hijo mayor, el que ha pasado tres años insistiéndole en
que adquiera una computadora.

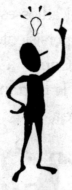

No se hable más: A los quince días,
Rosamaría es una experta... en Internet y en
algo raro que se llama *"Chat"* (conversar). El
hijo mayor resplandece de orgullo . . . pero
ignora los motivos secretos de mami: Conse-
guir novio.

Dos meses más tarde, Rosi se ha topado
con todos los fanáticos sexuales de orbe y ha
conocido algunas personas encantadoras . . .
y entre ellas: Un buen candidato. Ella se hace

la reflexión de que "las apariencias no lo son todo" y que no faltará quien se enamore de su belleza interior.

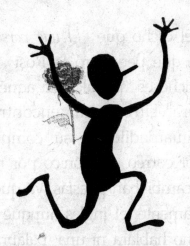

Y Rosamaría tiene toda la belleza y el encanto que se puedan desear: Finura, rasgos hermosos, elegancia, sensibilidad y un enorme sentido del humor y una ironía que no hiere pero que, cuando las amigas nos reunimos, nos echa a temblar. Es sencilla y Chabela (la de Inglaterra) envidiaría sus buenos modales. Toca la guitarra y guisa como nadie. Su difunto marido, decía entre broma y broma: "Mi Rosi es

una marquesa en la sala y una Geisha en la
recámara". Lo único que le faltaba era juventud, pero la compensaba con dones.

Dice el dicho que "*El que persevera, alcanza*", y vaya que perseveró la Rosi . . . Lo que
no dice el dicho es "qué alcanza aquel que insis-
te y persevera". Un buen día, encontró a su Prín-
cipe Azul guardadito en su computadora. Se
cartearon por correo electrónico por más de seis
meses. Intercambiaban poesías, ya que Mari manejaba fluidamente el inglés aunque su caballe-
ro andante no hablara ni una palabra de español. Él le mandaba libros y ella artesanías me-
xicanas.

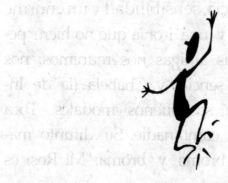

Rosi no se cambiaba por nadie . . . . Dejó de reunirse con las amigas, porque casi todo su tiempo lo dedicaba a la computadora, excepto por una hora en que corría como loquita por los Viveros de Coyoacán. La pancita desapareció y sus ojos adquirieron el brillo de la mujer enamorada. Inició una campaña de proselitismo para que todas las amigas encontrásemos novio en la computadora, claro, con excepción de las que seguían casadas. Lucha y Maribel cayeron redonditas (porque eran mujeres "de pareja") y nuestro grupo disminuyó. Rosi llevaba la batuta, escribían las tres por la computadora a sus prospectos mirando con cierta envidia a Rosamaría que ya estaba enamorada y quizá hasta en trámites de irse a Canadá a vivir con su George.

Hubo intercambio de fotos (una por parte de cada quien). Rosi fue honesta y envió una foto actual, y supuso que George también. Se veía guapo el canadiense: madurito, dos años mayor que Rosi, alto, delgado y con una sonrisa

de anuncio de pasta dental. Todas nos entusias-
mamos y más de una vaciló con respecto a
prescindir de su amada libertad. La verdad, a
todos nos parecía raro que George jamás se
hubiera casado; algunas pensamos que era ho-
mosexual, otras que mentiroso. Pero Rosi ya no
escuchaba razones y estaba más feliz si se puede
porque George venía a casarse con ella al mes
siguiente.

-Oye amiga, ¿y en qué va a trabajar?

-Por lo pronto, tiene que aprender español,
si no, ¿cómo va a pedir trabajo?

-Rosi... ¿y crees que a su edad, sin una
profesión, le van a dar trabajo?

-¡Cómo son amargosas!

Y Rosi se levantó indignada. Estábamos
tan atemorizadas por nuestras sospechas, que
ninguna de nosotras pensó en disculparse al

momento. Pero nadie tan generoso como una mujer enamorada. A los pocos días, Rosi nos invitó a tomar un café en su casa "para darles un notición, muchachas".

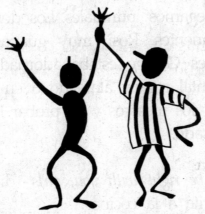

Una vez que nos vio sentadas y llenas de expectativas, anunció:

-George llega mañana. Nos veremos en el aeropuerto, tomaremos el avión a Acapulco, nos casaremos allá y pasaremos nuestra luna de miel en la playa ¿Qué les parece, muchachas?

Todas "las muchachas" aplaudimos hipócritamente sin dejar de mirarnos de ladito. Ni siquiera tendríamos oportunidad de ver al tal George hasta que todo fuera hecho consumado.

Y llegamos puntuales. Los dos nos recibieron sonrientes. Rosi, muy guapa, y George ... pues George estaba adornado con un breve delantal rosa y atareado o en vigilar la cocinera y los meseros y en probar los bocadillos y el asado.

-*I'll be right with you, girls*- dijo y pegó una carrerita a la cocina.

Nos sentamos en la sala mientras Rosi iba a convencer a George de que dejara por la paz los preparativos ... Lo único que sucedió es que se quedó con él una media hora, lo que nos dio oportunidad de conversar.

-¡Puto!- opinó Judith

-¡Qué feo está!- chilló Griselda. -Yo no quiero uno así.

-¿Se fijaron en los anillos de la suegra? ¡Ni siquiera son antiguos, para no hablar de que Rosi ya trae los dedos negros del metal!

-¿Se fijaron en sus zapatos? No los bolea desde hace un mes. Y las uñas de sus manos, negritas y larguitas!

-¡Shhh!

Transcurrieron seis meses sin que tuviéramos noticias de Rosamaría, como no fuera algunas conversaciones telefónicas breves. Nos decía que era feliz, pero que George no la dejaba ni a sol ni a sombra . . . No podía estar sin ella ¡Qué precioso!

Al séptimo mes, Griselda nos llamó a todas:

-¡Desplázate de volada, Geor! No sé qué le habrá hecho este tipo a Rosi, pero está llorando inconsolable. No vemos en su casa.

El resto de la historia es muy desagradable. Poco a poco, George se le había ido metiendo: Tenía firma en su cuenta de cheques, en la caja de seguridad del banco, en sus inversiones y hasta en el club . . . . Y una mañana, Rosi, se encontró con que George había desaparecido. Luego de llamadas frenéticas a la policía, a Locatel y a la Cruz Roja, decidió irlo a buscar . . . pero su coche también había desaparecido; y sus alhajas; y sus saldos bancarios estaban en ceros. ¿La caja de seguridad? ¡Pues hasta el candadito se llevó!

Rosamaría hablaba de la ruina, de los asilos para ancianos, del suicidio, lloraba y rugía alternativamente

Por suerte, le había quedado su gran casa y pudo salir adelante gracias a que comenzó a recibir huéspedes. Unos años más tarde, su economía era excelente, pero decidió seguir alquilando recámaras porque se había encariñado con el negocio.

Lo único que no tuvo remedio, fue el golpe terrible que recibió su autoestima.

CAPÍTULO XIII

TADENST SATIS LAUDANT
Terencio

Tu silencio es un bello elogio a tu sabiduría.

Aunque tus hijos sean adultos y jefes de familia, es común que te consulten sobres sus proyectos o soliciten tu opinión.

-Oye, jefa, ¿que te parece si me lanzo a construir un terrenito?

-Muy bien, hijo . . . bastante has ahorrado estos quince años . . . ¿Cuándo piensas comenzar?

-El mes próximo. ¡Mira, mami, Sari ya hizo unos planos!

Y los extiende sobre la mesa del antecomedor; ¡por poquito tira su taza de café! Te pones los anteojos y observas. Esa nuera tuya, siempre con delirios de grandeza. ¿Qué es eso? ¿El Castillo de Chapultepec?

-Oye, Poncho, ¿pues cuánto tienes? ¿No te parece que el proyecto de Sari es demasiado ambicioso? ¡No habrá dinero que te alcance!

-Si me meto a construir personalmente, verás que me alcanza, má.

-Oye, hasta donde supe, tú eres cirujano dentista, no arquitecto o mago para multiplicar el dinero. Además, ¿qué sabes tú de arquitectura? ¡Se les va a caer el techo en la cabeza antes de un año!

-No, gordita, no. Ya tenemos todo calculado y contraté a un excelente maestro de obras.

-¿Y qué va a saber un albañil glorificado de cálculos de resistencia o de todo eso tan complicado? Lo cuerdo es que contrates al Arquitecto Sánchez Piedras y que se limiten a hacer un pequeño departamento a la mitad del terreno al fondo, por si vienen mejores tiempos que les permitan construir ese caserón. Además, por lo que veo, éstos ya son hechos consumados. . . ¿para qué me consultas?

-Ay, gordita, no te enojes . . . Sari y yo pensamos que . . .

-No sé qué piensen, pero son unos ilusos. Yo, con mi experiencia, te puedo garantizar que se quedan en obra negra! ¡Jamás terminarás ese caserón! Limítate a lo que tienes . . .

¡Má, lo que tengo son muchos cálculos ya hechos y creo que me alcanza. Además, construyendo yo, no dejo mi dinero en manos del arquitecto.

-¡Pues hagan lo que se les antoje! Si mi experiencia ya no te sirve para nada . . .

Te levantas muy molesta y poco después, oyes que Poncho cierra la puerta exterior y sale chillando llanta. Tú chillas lagrimitas de coraje, celos y fustración... ¡Mocosos imprudentes! Al rato, cuando se queden a medias, voy a tener que hipotecar mi departamento para ayudarles. ¡Si tan solo escucharan la voz de la experiencia!

Sí comadre, la de **TU EXPERIENCIA**, ¿la que adquiriste haciendo precisamente lo contrario que decían tus padres? Pues entre ella, no se cuenta la prudencia.

"Nemo nascitur sapiens, sed fit" O, en buen defeño, "El sabio no nace, se hace". ¿Jamás podrás creer que tu hijo ya adquirió cierta sabiduría? ¿No piensas darle la categoría de adulto

cuando lleva doce años de casado y de sostener a su familia perfectamente bien sin tu ayuda?

¿Y crees que no podría salir adelante sin TU SABIDURÍA Y TU EXPERIENCIA? ¡Estás frita, amiga! ¿Crees que has puesto a un pobre inepto sobre la faz de La Tierra? ¿No se ha ganado tu respeto y tú sí exiges que no sólo te respete sino que, además, siga tus órdenes a ciegas?

Si es un adulto, será él quien tome las decisiones de la mano con su esposa . . . y si no es más que un niño crecido, ¡pues ya la fregamos, comadre, pero déjalo a ver si aprende!

¿Eres dueña de la Verdad Absoluta? ¿Eres una madre y abuela o Fidel Castro sin barbas?

Y mi amiga se quedo muy molesta . . . con Poncho y también conmigo, pero cuatro meses más tarde, me habló muy entusiasmada.

-¿Geor?

-Hola, Magos, ¿qué milagro que me llamas?

-¡Pues es que te quiero invitar a la inaguración de la casa de Poncho y Sari!

-¡No me digas! ¿Ya la terminaron?

-Sí, Geo y les quedó DI-VI-NA ¡Bueno, les faltan algunos pisos y acabados . . . pero está preciosa!

Iba a cantarle a Magos lo de "el departamento a medio jardín o al fondo", pero me mordí la lengua, recordando que "el silencio es oro" y que "en boca cerrada no entran moscas". Lo mismo que le había recomendado a mi amiga lo tenía que aplicar yo misma.

Si, amiga querida. Cuando el hijo adulto te pide tu opinión, lo más probable es que ya haya decidido qué hacer. No es burla: Se acerca a ti con la esperanza de que LO APRUEBES, NO DE QUE LO CRITIQUES O LE INDIQUES CON

ENORME DIPLOMACIA QUE ES DOLORO-
SO TENER A UN HIJO RETRASADO MEN-
TAL.

En otras ocasiones, realmente no sabe cómo sacar al burro de la barranca y quiere que
le ayudes. Pero cualquiera que sea el caso,
comadre, dale tu punto de vista SI TE LO PI-
DE, y no lo ridiculices, porque la única que hace
el ridículo eres tú.

Es probable que los puntos de vista de tus
hijos difieran de los tuyos: Pero eso no significa
que estén necesariamente equivocados. Hacen
las cosas de otra manera. Actúa sabiamente. Escucha y analiza. Puedes hacer algunos comenta-
rios educados si sientes que alguna parte de su
plan lo pone en peligro de alguna manera . . .
**pero no tienes derecho a esperar que siga tu
consejo (¿O tus órdenes?) al pie de la letra.**

Vamos platicando a solas, Magos: Si tan
lista fueras, tu hijo no tendría que tronarse el es-

pinazo haciéndole al albañil, sino que le habrías regalado una casa en la colonia más elegante de la ciudad... ¿no es así? Sí, amiga, mírate con realismo y RESPETA A TU HIJO COMO ÉL TE RESPETA A TI.

Si después de darle la opinión solicitada, sigue emperrado en lo suyo:

RESPÉTALO
APÓYALO
ANÍMALO

Hay muchos modos de matar pulgas, y si tu hijo o tu hija no usan el *Casa y jardín*, ¡muy su gusto!

Lo que sucede es que las madres quisiéramos evitarles todo tropiezo . . . pero los tropiezos, no los éxitos, son los que procrean La Sabiduría . . .

-Y deja que te cuente, amiga: ¡Estoy furiosa! El atarantado de mi yerno, en complicidad con la rebeldita de mi hija, ha decidido que antes de encargar un bebé, ¡se van de paseo a Europa!

-¿Te pidió Gaby su opinión?

-Sí... pero fue una tomada de pelo...De todos modos, se largan a Europa... ¡¡Y yo que me había hecho las ilusiones de ser una abuela joven!!

-Geo . . . ¿Te escuchaste?

-¿Por qué me dices eso?

-Porque suenas igualita a mí cuando Poncho me anunció que iba a construir un caserón en vez de un departamento.

Pues sí, amiga... En casa del jabonero, el que no caé resbala. Las madres conservamos

la manía de sobreproteger a los hijos hasta ex-
tremos impresionantes, y nos enojamos cuando
no siguen nuestros consejos.

La verdad, es que deberíamos sentirnos
satisfechas de que son capaces de tomar sus pro-
pias decisiones y afrontar las consecuencias: Ya
no se trata del nene de primaria que empujó a
un compañerito en el recreo. En esos casos, te
tocaba ir a recibir la regañada en la escuela y
a presentar disculpas.

TU HIJO YA ES UN HOMBRE

Tampoco es que tu "niña" se haya ido de
pinta y la hayan descubierto en la secundaria ni
que tengas que ir a poner tu carita de afligida
con la directora (tú le habías dado permiso). Si
ahora tu hija decidió casarse con aquel "gusano", cierra la boca cuando "te pregunte" y
sonríe, amiga. Es su vida y . . . ni modo.

TU HIJA YA ES UNA MUJER

Si pudieras respetarlos la quinta parte de lo que los amas, ellos tendrían, además de mami, a la mejor amiga del mundo. Háblales con el mismo tono gentil y comedido con el que le hablarías a una persona de alta jerarquía . . . porque eso son tus hijos para ti: PERSONAS DE GRAN JERARQUÍA.

Si al principio te cuesta mucho trabajo, ¡cierra el pico mientras te acostumbras!

En estos casos: **El silencio es oro.**

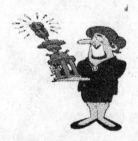

Tu criterio y el de tus hijos adultos ya están al mismo nivel: Tú lo cimentaste. **¡Felicidades!**

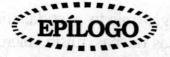

EPÍLOGO

ACTA EST FABULA . . .

"LA COMEDIA HA TERMINADO"

Y ahora, amiga, descansa. El mañana se te presenta radiante: Tu familia, que ha sido y es tu motivo para vivir. Tus amigas, tus amigos: Tu casita o tu departamento, acogedor, limpio, lleno de tus plantas favoritas.

Por fin tienes tiempo para ver todas las telecomedias, para tejer ese suéter de la nieta que has pospuesto tantos años que seguramente el resorte que tejiste ya no le queda ¡ni para hacerle unos guantes!

Ya puedes hacer un bello balance de tu vida. La obra está terminada. Los Hijos son autosuficientes, estás orgullosa de ellos en general. Te diste entera a tu familia y ahora es tu turno para disfrutar de tu vida.

No tengas miedo a nada, mi amiga: Luchaste como las buenas, fuiste valerosa para proteger a los tuyos, los sacaste adelante y te aman por ello. Para algunos de tus hijos, eres el ejemplo a seguir, el patrón de conducta con que educan a sus pequeños.

Lo lograste todo... ¿qué? ¿Que querías ser actriz de teatro y tus obligaciones de familia te lo impidieron? ¡Ay, comadre: En la vida hay algo que se llama prioridades, y las elegiste tú misma: Lo más importante fue tu familia. Si la hubieras abandonado, a lo mejor serías una actriz galardonada y famosa . . . pero por lo visto, preferiste el amor de los tuyos . . .

La edad y el porte te han ganado el paso y la mano de las buenas personas: Si vas al aeropuerto, no falta quien te eche una mano con la maletita de mano. La gente te cede el asiento. Siempre te devuelven la sonrisa . . . Es como si ante todos brillara tu corona invisible, amiga querida . . . Tu corona de hija, de esposa, de madre, de abuela y, sobre todo, tu corona de MUJER.